U0273325

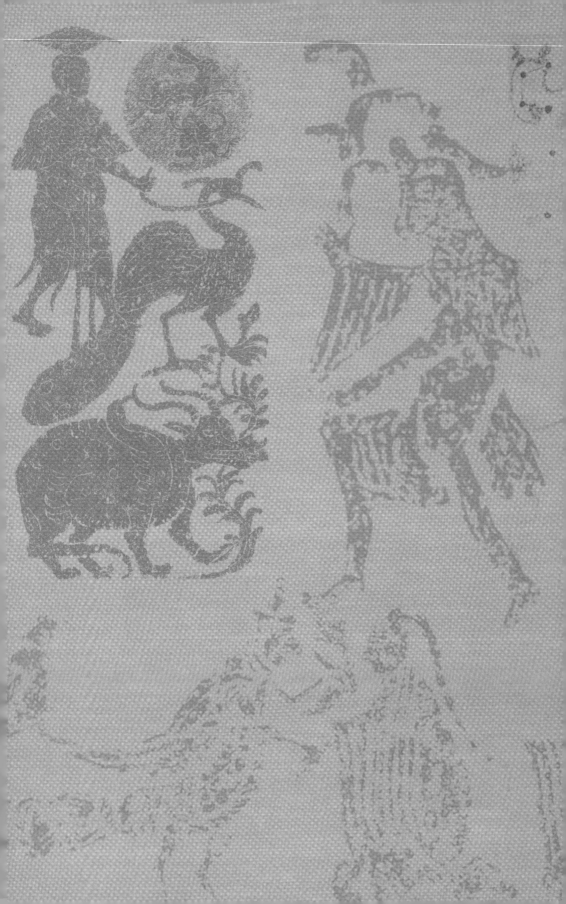

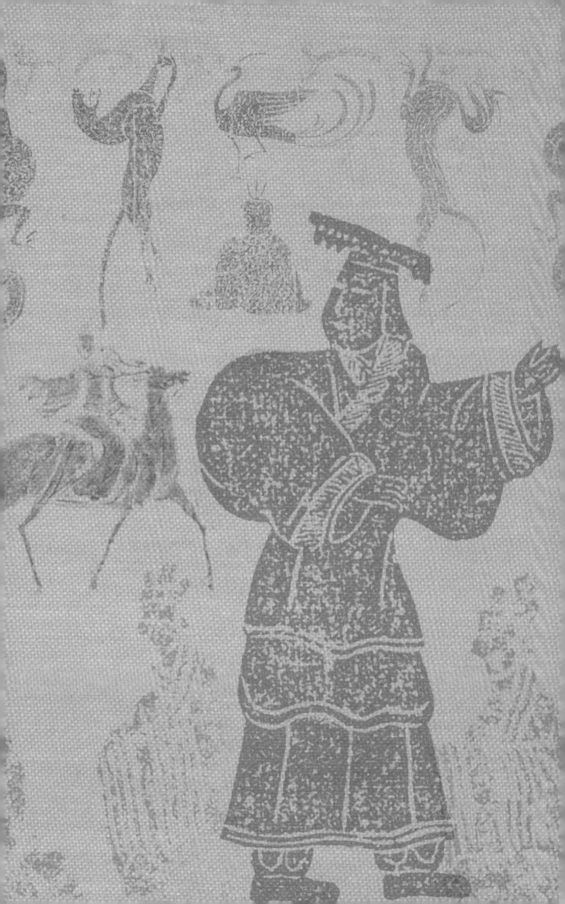

中国古医籍整理丛书

种 子 心 法

清·石成金　著

于晓艳　校注

中国中医药出版社

·北　京·

图书在版编目（CIP）数据

种子心法 /（清）石成金著；于晓艳校注 . —北京：中国中医药出版社，2015.12（2021.3重印）

（中国古医籍整理丛书）

ISBN 978 - 7 - 5132 - 3005 - 6

Ⅰ. ①种… Ⅱ. ①石… ②于… Ⅲ. ①中医妇科学—中国—清代 Ⅳ. ①R271.1

中国版本图书馆 CIP 数据核字（2015）第 294815 号

中 国 中 医 药 出 版 社 出 版
北京经济技术开发区科创十三街 31 号院二区 8 号楼
邮政编码 100176
传真 010 64405721
廊坊市祥丰印刷有限公司印刷
各地新华书店经销

＊

开本 710×1000 1/16 印张 3 字数 8 千字
2015 年 12 月第 1 版 2021 年 3 月第 2 次印刷
书 号 ISBN 978 - 7 - 5132 - 3005 - 6

＊

定价 15.00 元
网址 www. cptcm. com

国家中医药管理局
中医药古籍保护与利用能力建设项目
组织工作委员会

主 任 委 员 王国强

副 主 任 委 员 王志勇　李大宁

执 行 主 任 委 员 曹洪欣　苏钢强　王国辰　欧阳兵

执行副主任委员 李　昱　武　东　李秀明　张成博

委　　　　员

各省市项目组分管领导和主要专家

（山东省）武继彪　欧阳兵　张成博　贾青顺

（江苏省）吴勉华　周仲瑛　段金廒　胡　烈

（上海市）张怀琼　季　光　严世芸　段逸山

（福建省）阮诗玮　陈立典　李灿东　纪立金

（浙江省）徐伟伟　范永升　柴可群　盛增秀

（陕西省）黄立勋　呼　燕　魏少阳　苏荣彪

（河南省）夏祖昌　刘文第　韩新峰　许敬生

（辽宁省）杨关林　康廷国　石　岩　李德新

（四川省）杨殿兴　梁繁荣　余曙光　张　毅

各项目组负责人

王振国（山东省）　　王旭东（江苏省）　　张如青（上海市）

李灿东（福建省）　　陈勇毅（浙江省）　　焦振廉（陕西省）

蔡永敏（河南省）　　鞠宝兆（辽宁省）　　和中浚（四川省）

项目专家组

顾　问　马继兴　张灿玾　李经纬

组　长　余瀛鳌

成　员　李致忠　钱超尘　段逸山　严世芸　鲁兆麟
　　　　郑金生　林端宜　欧阳兵　高文柱　柳长华
　　　　王振国　王旭东　崔　蒙　严季澜　黄龙祥
　　　　陈勇毅　张志清

项目办公室（组织工作委员会办公室）

主　任　王振国　王思成

副主任　王振宇　刘群峰　陈榕虎　杨振宁　朱毓梅
　　　　刘更生　华中健

成　员　陈丽娜　邱　岳　王　庆　王　鹏　王春燕
　　　　郭瑞华　宋咏梅　周　扬　范　磊　张永泰
　　　　罗海鹰　王　爽　王　捷　贺晓路　熊智波

秘　书　张丰聪

前 言

中医药古籍是传承中华优秀文化的重要载体，也是中医学传承数千年的知识宝库，凝聚着中华民族特有的精神价值、思维方法、生命理论和医疗经验，不仅对于传承中医学术具有重要的历史价值，更是现代中医药科技创新和学术进步的源头和根基。保护和利用好中医药古籍，是弘扬中国优秀传统文化、传承中医学术的必由之路，事关中医药事业发展全局。

1949 年以来，在政府的大力支持和推动下，开展了系统的中医药古籍整理研究。1958 年，国务院科学规划委员会古籍整理出版规划小组在北京成立，负责指导全国的古籍整理出版工作。1982 年，国务院古籍整理出版规划小组召开全国古籍整理出版规划会议，制定了《古籍整理出版规划（1982—1990）》，卫生部先后下达了两批 200 余种中医古籍整理任务，掀起了中医古籍整理研究的新高潮，对中医文化与学术的弘扬、传承和发展，发挥了极其重要的作用，产生了不可估量的深远影响。

2007 年《国务院办公厅关于进一步加强古籍保护工作的意见》明确提出进一步加强古籍整理、出版和研究利用，以及

"保护为主、抢救第一、合理利用、加强管理"的方针。2009年《国务院关于扶持和促进中医药事业发展的若干意见》指出，要"开展中医药古籍普查登记，建立综合信息数据库和珍贵古籍名录，加强整理、出版、研究和利用"。《中医药创新发展规划纲要（2006—2020）》强调继承与创新并重，推动中医药传承与创新发展。

2003~2010年，国家财政多次立项支持中国中医科学院开展针对性中医药古籍抢救保护工作，在中国中医科学院图书馆设立全国唯一的行业古籍保护中心，影印抢救濒危珍本、孤本中医古籍1640余种；整理发布《中国中医古籍总目》；遴选351种孤本收入《中医古籍孤本大全》影印出版；开展了海外中医古籍目录调研和孤本回归工作，收集了11个国家和2个地区137个图书馆的240余种书目，基本摸清流失海外的中医古籍现状，确定国内失传的中医药古籍共有220种，复制出版海外所藏中医药古籍133种。2010年，国家财政部、国家中医药管理局设立"中医药古籍保护与利用能力建设项目"，资助整理400余种中医药古籍，并着眼于加强中医药古籍保护和研究机构建设，培养中医古籍整理研究的后备人才，全面提高中医药古籍保护与利用能力。

在此，国家中医药管理局成立了中医药古籍保护和利用专家组和项目办公室，专家组负责项目指导、咨询、质量把关，项目办公室负责实施过程的统筹协调。专家组成员对古籍整理研究具有丰富的经验，有的专家从事古籍整理研究长达70余年，深知中医药古籍整理研究的重要性、艰巨性与复杂性，履行职责认真务实。专家组从书目确定、版本选择、点校、注释等各方面，为项目实施提供了强有力的专业指导。老一辈专家的学术水平和智慧，是项目成功的重要保证。项目承担单位山东中医药大学、南京中医药大学、上海中医药大学、福建中医药大学、浙江省中医药研究院、陕西省中医药研究院、河南省中医药研究院、辽宁中医药大学、成都中医药大学及所在省市中医药管理部门精心组织，充分发挥区域间互补协作的优势，并得到承担项目出版工作的中国中医药出版社大力配合，全面推进中医药古籍保护与利用网络体系的构建和人才队伍建设，使一批有志于中医学术传承与古籍整理工作的人才凝聚在一起，研究队伍日益壮大，研究水平不断提高。

本着"抢救、保护、发掘、利用"的理念，该项目重点选择近60年未曾出版的重要古医籍，综合考虑所选古籍的保护价值、学术价值和实用价值。400余种中医药古籍涵盖了医经、基础理论、诊法、伤寒金匮、温病、本草、方书、内科、外科、女科、儿科、伤科、眼科、咽喉口齿、针灸推拿、养生、医案医话医论、医史、临证综合等门类，跨越唐、宋、金元、明以迄清末。全部古籍均按照项目办公室组织完成的行业标准《中医古籍整理规范》及《中医药古籍整理细则》进行整理校注，绝大多数中医药古籍是第一次校注出版，一批孤本、稿本、抄本更是首次整理面世。对一些重要学术问题的研究成果，则集中收录于各书的"校注说明"或"校注后记"中。

"既出书又出人"是本项目追求的目标。近年来，中医药古籍整理工作形势严峻，老一辈逐渐退出，新一代普遍存在整理研究古籍的经验不足、专业思想不坚定等问题，使中医古籍整理面临人才流失严重、青黄不接的局面。通过本项目实施，搭建平台，完善机制，培养队伍，提升能力，经过近5年的建设，锻炼了一批优秀人才，老中青三代齐聚一堂，有效地稳定了研究队伍，为中医药古籍整理工作的开展和中医文化与学术的传承提供必备的知识和人才储备。

本项目的实施与《中国古医籍整理丛书》的出版，对于加强中医药古籍文献研究队伍建设、建立古籍研究平台，提高古籍整理水平均具有积极的推动作用，对弘扬我国优秀传统文化，推进中医药继承创新，进一步发挥中医药服务民众的养生保健与防病治病作用将产生深远影响。

第九届、第十届全国人大常委会副委员长许嘉璐先生，国家卫生计生委副主任、国家中医药管理局局长、中华中医药学会会长王国强先生，我国著名医史文献专家、中国中医科学院马继兴先生在百忙之中为丛书作序，我们深表敬意和感谢。

由于参与校注整理工作的人员较多，水平不一，诸多方面尚未臻完善，希望专家、读者不吝赐教。

国家中医药管理局中医药古籍保护与利用能力建设项目办公室

二〇一四年十二月

许 序

"中医"之名立，迄今不逾百年，所以冠以"中"字者，以别于"洋"与"西"也。慎思之，明辨之，斯名之出，无奈耳，或亦时人不甘泯没而特标其犹在之举也。

前此，祖传医术（今世方称为"学"）绵延数千载，救民无数；华夏屡遭时疫，皆仰之以度困厄。中华民族之未如印第安遭染殖民者所携疾病而族灭者，中医之功也。

医兴则国兴，国强则医强。百年运衰，岂但国土肢解，五千年文明亦不得全，非遭泯灭，即蒙冤扭曲。西方医学以其捷便速效，始则为传教之利器，继则以"科学"之冕畅行于中华。中医虽为内外所夹击，斥之为蒙昧，为伪医，然四亿同胞衣食不保，得获西医之益者甚寡，中医犹为人民之所赖。虽然，中国医学日益陵替，乃不可免，势使之然也。呜呼！覆巢之下安有完卵？

嗣后，国家新生，中医旋即得以重振，与西医并举，探寻结合之路。今也，中华诸多文化，自民俗、礼仪、工艺、戏曲、历史、文学，以至伦理、信仰，皆渐复起，中国医学之兴乃属必然。

迄今中医犹为国家医疗系统之辅，城市尤甚。何哉？盖一则西医赖声、光、电技术而于 20 世纪发展极速，中医则难见其进。二则国人惊羡西医之"立竿见影"，遂以为其事事胜于中医。然西医已自觉将入绝境：其若干医法正负效应相若，甚或负远逾于正；研究医理者，渐知人乃一整体，心、身非如中世纪所认定为二对立物，且人体亦非宇宙之中心，仅为其一小单位，与宇宙万象万物息息相关。认识至此，其已向中国医学之理念"靠拢"矣，虽彼未必知中国医学何如也。唯其不知中国医理何如，纯由其实践而有所悟，益以证中国之认识人体不为伪，亦不为玄虚。然国人知此趋向者，几人？

国医欲再现宋明清高峰，成国中主流医学，则一须继承，一须创新。继承则必深研原典，激清汰浊，复吸纳西医及我藏、蒙、维、回、苗、彝诸民族医术之精华；创新之道，在于今之科技，既用其器，亦参照其道，反思己之医理，审问之，笃行之，深化之，普及之，于普及中认知人体及环境古今之异，以建成当代国医理论。欲达于斯境，或需百年欤？予恐西医既已醒悟，若加力吸收中医精粹，促中医西医深度结合，形成 21 世纪之新医学，届时"制高点"将在何方？国人于此转折之机，能不忧虑而奋力乎？

予所谓深研之原典，非指一二习见之书、千古权威之作；就医界整体言之，所传所承自应为医籍之全部。盖后世名医所著，乃其秉诸前人所述，总结终生行医用药经验所得，自当已成今世、后世之要籍。

盛世修典，信然。盖典籍得修，方可言传言承。虽前此 50 余载已启医籍整理、出版之役，惜旋即中辍。阅 20 载再兴整理、出版之潮，世所罕见之要籍千余部陆续问世，洋洋大观。

今复有"中医药古籍保护与利用能力建设"之工程，集九省市专家，历经五载，董理出版自唐迄清医籍，都400余种，凡中医之基础医理、伤寒、温病及各科诊治、医案医话、推拿本草，俱涵盖之。

噫！璐既知此，能不胜其悦乎？汇集刻印医籍，自古有之，然孰与今世之盛且精也！自今而后，中国医家及患者，得览斯典，当于前人益敬而畏之矣。中华民族之屡经灾难而益蕃，乃至未来之永续，端赖之也，自今以往岂可不后出转精乎？典籍既蜂出矣，余则有望于来者。

谨序。

第九届、十届全国人大常委会副委员长

许嘉璐

二〇一四年冬

王 序

　　中医学是中华民族在长期生产生活实践中，在与疾病作斗争中逐步形成并不断丰富发展的医学科学，是中国古代科学的瑰宝，为中华民族的繁衍昌盛作出了巨大贡献，对世界文明进步产生了积极影响。时至今日，中医学作为我国医学的特色和重要医药卫生资源，与西医学相互补充、相互促进、协调发展，共同担负着维护和促进人民健康的任务，已成为我国医药卫生事业的重要特征和显著优势。

　　中医药古籍在存世的中华古籍中占有相当重要的比重，不仅是中医学术传承数千年最为重要的知识载体，也是中医为中华民族繁衍昌盛发挥重要作用的历史见证。中医药典籍不仅承载着中医的学术经验，而且蕴含着中华民族优秀的思想文化，凝聚着中华民族的聪明智慧，是祖先留给我们的宝贵物质财富和精神财富。加强对中医药古籍的保护与利用，既是中医学发展的需要，也是传承中华文化的迫切要求，更是历史赋予我们的责任。

　　2010 年，国家中医药管理局启动了中医药古籍保护与利用能力建设项目。这既是传承中医药的重要工程，也是弘扬优秀民族文化的重要举措，不仅能够全面推进中医药的有效继承和创新发展，为维护人民健康做出贡献，也能够彰显中华民族的璀璨文化，为实现中华民族伟大复兴的中国梦作出贡献。

相信这项工作一定能造福当今，嘉惠后世，福泽绵长。

国家卫生和计划生育委员会副主任

国家中医药管理局局长

中华中医药学会会长

王国强

二〇一四年十二月

马 序

新中国成立以来，党和国家高度重视中医药事业发展，重视古籍的保护、整理和研究工作。自 1958 年始，国务院先后成立了三届古籍整理出版规划小组，分别由齐燕铭、李一氓、匡亚明担任组长，主持制订了《整理和出版古籍十年规划（1962—1972）》《古籍整理出版规划（1982—1990）》《中国古籍整理出版十年规划和"八五"计划（1991—2000）》等，而第三次规划中医药古籍整理即纳入其中。1982 年 9 月，卫生部下发《1982—1990 年中医古籍整理出版规划》，1983 年 1 月，中医古籍整理出版办公室正式成立，保证了中医古籍整理出版规划的实施。2002 年 2 月，《国家古籍整理出版"十五"（2001—2005）重点规划》经新闻出版署和全国古籍整理出版规划领导小组批准，颁布实施。其后，又陆续制定了国家古籍整理出版"十一五"和"十二五"重点规划。国家财政多次立项支持中国中医科学院开展针对性中医药古籍抢救保护工作，文化部在中国中医科学院图书馆专门设立全国唯一的行业古籍保护中心，国家先后投入中医药古籍保护专项经费超过 3000 万元，影印抢救濒危珍、善、孤本中医古籍1640余种，开展了海外中医古籍目录调研和孤本回归工作。2010年，国家财政部、国家中医药管理局安排国家公共卫生专项资金，设立了"中医药古籍保护与利用能力建设项目"，这是继1982~1986年第一批、第二批重要中医药古籍整理之后的又一次大规模古籍整理工程，重点整理新中国成立后未曾出版的重要古籍，目标是形成并普及规范的通行本、传世本。

为保证项目的顺利实施，项目组特别成立了专家组，承担咨询和技术指导，以及古籍出版之前的审定工作。专家组中的许多成员虽逾古稀之年，但老骥伏枥，孜孜不倦，不仅对项目进行宏观指导和质量把关，更重要的是通过古籍整理，以老带新，言传身教，培养一批中医药古籍整理研究的后备人才，促进了中医药古籍保护和研究机构建设，全面提升了我国中医药古籍保护与利用能力。

作为项目组顾问之一，我深感中医药古籍保护、抢救与整理工作的重要性和紧迫性，也深知传承中医药古籍整理经验任重而道远。令人欣慰的是，在项目实施过程中，我看到了老中青三代的紧密衔接，看到了大家的坚持和努力，看到了年轻一代的成长。相信中医药古籍整理工作的将来会越来越好，中医药学的发展会越来越好。

欣喜之余，以是为序。

中国中医科学院研究员

马继兴

二〇一四年十二月

校注说明

《种子心法》系清代著名养生家石成金著。石成金，字天基，号惺庵。江苏扬州人，清代著名养生家。生于顺治十五年（1658），卒年不详。

经查阅《中国中医古籍总目》，并到各藏书馆实地考察，现存《种子心法》版本如下：

1. 清刻本：存于中国国家图书馆，为清乾隆四年（1739）刻本。

2. 抄本：存于天津中医药大学图书馆。

3. 石印本：光绪乙未（1895）孟春上海书局，存于国家图书馆。

本次整理以中国国家图书馆馆藏清乾隆四年（1739）刻本（简称"乾隆本"）为底本，以天津中医药大学图书馆馆藏抄本（简称"抄本"）为主校本，以清光绪二十一年乙未（1895）孟春上海书局石印本（简称"石印本"）为参校本。

本次校注原则如下：

1. 采用简体字横排，现代标点。原书中的方位词"右"径改为"上"，不出校记。

2. 底本中的异体字、古字，改为通行简化字，不出校记。通假字，一律保留，并出注说明。

3. 原书中的药名，除药物别名外，均以当今通行写法律齐，如"琐阳"作"锁阳"。

4. 凡底本中因写刻致误的明显错别字，予以径改，不出校。

5. 对冷僻字词加以注音和解释。

目 录

要回天

生子虽云天数，然而人能积德，便可回天。果能推广良心，常行方便，随分随时，说好话，行好事，自然食天之报，如执左券①，又何子嗣之不可求耶？昔日窦禹钧②夜梦故父，谓曰：汝不惟无子，更且不寿，速修善行，挽回天意。钧自是佩服，力行种种利人事。复梦父，谓曰：上天鉴知③，延寿三纪，锡④五子荣显。其后果应。晋国公裴度⑤相主饿死，因香山还带，出将入相，子孙蕃衍。冯商还妾⑥，果生冯京，状元及第。时有为《三元记》传奇以劝世者，词云：请看还妾事，便是种儿方。人因积德多子者不可胜数，今略指三公，以为求嗣式，

---

① 左券：古代称契约为券，用竹做成，分左右两片，左片叫左券，是索取偿还的凭证。后来说有把握为"执左券"。

② 窦禹钧：即窦燕山，是五代后晋蓟州人。

③ 鉴知：明察知悉。

④ 锡：通"赐"。《庄子·列御寇》："人有见宋王者，锡车十乘。"

⑤ 裴度：唐代宰相，文学家、政治家。字中立。河东闻喜（今山西闻喜）人。贞元五年（789年）进士。曾被封晋国公，世称裴晋公，官至中书令，死后赠太傅。年少时，道士观其面相，谓其必饿死街头，后因在香山寺苦等数日归还妇人价值连城的玉带，积下福泽。后来考取功名，出将入相。

⑥ 冯商还妾：出自沈受先的元曲《三元记》。北宋商人冯商壮年无子，妻劝买妾。付资后，冯商见女啼哭，问及身世，遂还妾，并未索银。

凡无子改为有子。细读袁了凡①《立命说》则知矣。予有愚批《命铨》一卷，已刻于《传家宝》书内，兹不重载。可知回天是种子第一法，其风水、命相、卜数等说，皆未足论也。

① 袁了凡：即袁黄，号了凡。明朝南直隶苏州府吴江县人，改入籍浙江嘉兴府嘉善县。万历进士，曾任主事、拾遗之官。

要选雌

如要娶妇生子，必须慎选。眼睛不露，颧骨不高，卧蚕①不陷，人中不平，声扬不雄，发不粗卷，察此不犯，方可有子。如因艰嗣，置妾已多，精神既分，心不专一，又有所制，情意不孚，虽合不欢，胎亦艰结。凡不得已而娶妾者，只以生子为重，不必务求美色，惟气血壮旺，形体适中，不肥不瘦。太肥则脂塞生门，动则必喘。太瘦则尪羸骨立②，肌热易生，皆不能孕。然所以不可求美者，何也？盖入宫而妒，人情之常。为夫者，平时先晓喻主母以宗祀之大，无后之苦，又令诸妾重尊卑之分。一家和顺，上下皆得其欢心。然后交会之时，无复顾忌，必能一举而成也。前人云：妇人和乐则有子，此至言也，难嗣者须要知之。

---

① 卧蚕：即眉毛，形如卧蚕的眉毛。
② 尪羸（wāngléi 汪雷）骨立：瘦弱貌。

要寡欲

男以精为主。男病有五：一，精寒薄；二，精无力；三，精顽缩；四，精易泄；五，阳痿弱。凡此皆淫欲无度，或醉饱行房，或热药助长，或思虑忧愁，或惊恐郁结，或强力久战，以至真阳耗散，肾虚精少，不能融结而成胎也。但肾为脏之府，盖人未交感之时，精皆涵于元气之中，未成形质。惟男女交媾，则欲火炽盛，此气化而为精，自泥丸①顺脊而下，充溢于两肾，由尾闾②至膀胱、外肾③而施泄。是以周身通泰，气畅情欢。当强壮之年，美快不可胜言。至于中年交感，精从面前通来，髓涸精枯，虽泄不畅，亦不甚乐，乃人之可以自验者。欲种子者，必要寡欲，积精养气，始能成胎。

男寡欲则实，女寡欲则虚。前人云：寡欲多男，是知求嗣者，须要诚心寡欲，专俟红④将尽之时，男欢女悦，一种成胎。倘好色多欲者，是自废也。如男精未通而御女，则五体有不满之处，异日必有难状之疾。如阳已痿而强色，则精竭内败，切须忌戒。

---

① 泥丸：道教语。脑神的别名。
② 尾闾：即尾骶骨。
③ 外肾：即睾丸。
④ 红：指女子月经。

男女寡欲更须戒酒，夜必分房独宿。要知不见可欲，心即不乱。至于日间言笑举止，亦不可戏狎，致动欲心。如欲心一动，虽不交感，而阳气已先泄矣。佛老家①修心炼性，谓之内感病同外感也，不可不谨。

---

　　① 佛老家：佛家和道家的并称。佛家以佛陀为祖，道家以老子为祖，故称。

要知时

　　世人种子，往往以妇女经至前三后三之说，所谓：三日时辰两日半，二十八九君须算，落红将尽是佳期，经水过时空霍乱①。此四句虽指常情，亦有不尽然者。大抵妇人因秉赋不同，则经来多寡不定，有一二日止者，有七八日止者，有血多者，有血少者。其法不拘几日，只要经尽，体旺无疾，引诱其欢兴，一种即成矣。

---

　　① 霍乱：即扰乱。

要知窍

凡天地生物，必有氤氲①之气。万物化生，必有发育之候。观猫犬畜类将受胎也，雌者必号呼而奔跳，其氤氲乐育之气，融融有不能自止耳，此天然之节候，生化之真机也。妇人行经之后，必有一日氤氲证候于一时辰间，或气蒸面热，或神昏而闷，有欲交接不可忍之状，此的候②也。但妇人含羞不肯自言，男子须预密告之，若有此候，即便直说，再以手探阴内，子宫门有如莲蕊挺开，便是真确，此时交合，一举即成胎矣，万无一失。此最妙最应之法也。

男女交合，欲心俱炽，当其精血之至，彼此先后有不能自持者。必平昔熟审女情所向如何，迎机可令先至，而在我临御，尤不可色情浓迫，以致力难坚忍，必俟女至方冲，则瞬睫③二气交融，胎孕已结于不识不知之中矣。然男又不可纵酒力，恃热药，恃强而御弱女，令其屡泄，则气衰不能摄精，均非种子之道也。

① 氤氲：指阴阳二气交会和合之状。
② 的候：确切的证候。
③ 瞬睫：眨眼间。

要疗治

　　女以血为主。女病有四：一，经参前后①；二，临经作疼；三，赤白带下；四，崩隔枯淋②。凡此皆血气不调。或经行之时，恼怒过甚，饮冷过多，交接不已，以致真元耗竭，诸病交侵，不可不加意疗治。

　　血者，水谷之精气也，调和五脏，洒陈六腑。在男子则化为精，女子上为乳汁，下为血海。心虽主血，肝虽藏血，然皆统摄于脾。补脾和胃，血自生矣。东垣所谓脾为生化之源，心统诸经之血者是也。

　　人之有胎者，阳精之施也，阴血能摄之。今妇人无子者，皆由血少不足以摄精也。欲得子者，必须补其阴血，方能有孕。向世人用秦桂等丸热剂，煎熬脏腑，气血沸腾，祸不旋踵，良可悯哉！

　　世之难嗣者，专以妇人为重，是舍本而求末。间有兼治男子者，亦未得理之肯綮③。凡男子或年老，或有病，或阳事不坚不射，或精冷精清，或向未受胎，或胎而小产，或产而不育，或男而不育，须求明医诊治，必令精神

---

　　① 经参前后：经期前后参差不一，即月经先后不定期。
　　② 崩隔枯淋：概指月经失调。崩，血崩；隔，经行不通；枯，经血枯竭；淋，经血淋漓不净。
　　③ 肯綮（qǐng 庆）：筋骨结合处，喻最关键之理。

完固，血气充盈，不惟多男，抑且多寿矣。

元气有限，人欲无涯。火生于木，祸发必克。尾闾不禁，沧海以竭。少之时，戒之在色。及其老也，更宜寡欲。

凡求嗣者，男须养精神，服药饵。女要调经血，知交候。男女气足神全，彼此欢爱，自然精血混融，所谓二五之精，妙合而凝①也。

---

① 二五之精妙合而凝：语出宋代周敦颐《太极图说》。"二""五"指代男女。全句是说男女交媾和谐，孕育成胎。隐喻生命之孕育。

种子心法总要秘诀

种子至要，予谓全在回天意，尽人力。此二者，如阴阳表里，缺一不可。

回天意，全在积德存仁四字。盖博爱之谓仁，即不忍人之心也。忍则自绝其生生之本。时能重爱，则生机充溢，犹夫天地气候，虽冬令闭藏，一遇阳春，靡不发育，天之佑助重此。

尽人力，全在清心寡欲四字。盖寡欲则精壮气实，结胎有基。但肾属水，主智，若劳心焦思，则肾伤矣。惟是素封①平人，或艰于嗣，此皆少年过欲伤肾，及至知艰，则又多购妾婢，广服丹药，至令热药内损脏腑，渔色②外役精神。殊不知真正精神，非徒药饵可生。孕育元机③，非恃意虑可得。空汲汲于此，甚至损身，深可痛惜。必须少思绝色，保养百余日，方可一往，其至尔力，其中非尔力也。总之，仁心犹如桃杏瓜果，若无核中之仁，虽种腴壤，何能生发。或人不学存仁，便学余法，是即舍源逐流。恐予所立诸法，未必就能胜过于天也，岂非自误哉！

① 素封：无官爵封邑而富比封君的人。
② 渔色：猎取美色。
③ 元机：避清康熙玄烨的讳。元机，即玄机。

秘传种子神效药方

方药虽传，须察男女禀气强弱，阴阳偏胜，诊视真确，无致差谬。

太乙种子丹

服此保养两月，神效。

鱼鳔_{蛤粉炒成珠} 真桑螵蛸 白茯神 熟地黄 枸杞子 天门冬 沙苑蒺藜_{水淘净，炒，各四两} 人参 白龙骨_煅 杜仲_{酥炙，断丝} 牛膝_{小黑豆拌蒸} 鹿茸 菟丝子_{水淘净，酒煮，去丝} 败龟板_{酥炙} 破故纸_{盐酒炒} 肉苁蓉_{酒洗净} 远志_{甘草汤泡，去骨} 当归身_{各二两} 韭子 青盐_{各一两}

上为细末，炼蜜为丸，梧桐子大，每服二钱，空心，无灰陈酒或盐汤送下。

血余固本丸

服此独宿百日，效应如神。

血余_{一斤}，用壮盛童男女子，皂荚水洗净，清水漂过，入口无油垢气为度，晒干。置大锅内，用红川椒（去梗、目，闭口者），与发层层间铺上，用小锅盖定，盐泥封固，以重石压定。先以武火煅一炷香后，文火半炷香，以清烟去尽无气息为度，埋净地下，三日取出，研细，绢罗筛过，再研再筛，以极细为度 赤白何首乌_{各八两}，拌牛膝、黑豆蒸、晒八次，又拌山药蒸、晒一次　**熟地黄**酒蒸　**苍术**米泔浸炒　**败龟板**酥炙　**牛膝**同何首乌拌蒸，各八两　**淮山药**同何首乌蒸　**赤茯苓**牛乳拌蒸　**白茯苓**人乳蒸　**破故纸**炒　**菟丝子**酒一碗、人乳半碗浸一夜，微火焙干　**枸杞子**酒洗蒸　**当归身**酒洗，各四两

上为细末，忌铁器，炼蜜丸，梧桐子大，每服八九十丸，药酒送下。

又药酒方

当归全用　**生地黄**　**五加皮**　**川芎**　**枸杞子**　**核桃肉**各二两　**黄柏**　**砂仁**各一两　**小红枣**去核，一百个

上细切入绢袋中，先用无灰酒六斤，同药袋装入罐中，密封七日，重汤①煮五炷香，冷定，再入无灰酒二十斤，封固，一月后开用。

广嗣延龄至宝丹

此系明英国公②征安南③，七十岁无子，归时，王赠一番字手卷，药名与中国迥别。后文定④当国，英国孙⑤持此卷，赠先曾叔祖，付译字馆，药合件件俱得，惟南生琪花子不知何物，遂以南枸杞子代之，修合服之，效。及赠诸

---

①　重汤：指隔水蒸煮。
②　英国公：此指明代首任英国公张辅。
③　安南：今越南北部。
④　文定：指订婚。
⑤　英国孙：指英国公的孙子。

亲友，凡年六七十岁者皆生子。予于丁亥岁游衡岳①，见大花如牡丹，其子如粟，服三粒精神旺极，阳事数日不衰。询之道士，乃对以琪花子也。因索百粒归，配药更效，始知乃药力之神也。此赤霞子②密传，予欲为世人广嗣，因照原方，一字不差，刊刻普传。

鹿茸一两，酥油炙脆　穿山甲五钱，烧酒浸一日夜，晒干，酥炙黄色　熟地黄六钱　大石燕一对，重六七钱者，真米醋浸一日夜，再以姜汁浸透　肉苁蓉六钱，酒洗去鳞甲　辽细辛一钱，醋浸一宿　地骨皮一钱五分，水洗，蜜浸一宿　杜仲二钱五分，童便化青盐，拌炒断丝　当归身三钱五分，酒洗　川附子重一两三四钱者，去皮脐，用川椒、甘草各五钱，河水煮三炷香，晒干，五钱　小丁香用川椒微火炒香，去椒，二钱半　明丹砂五钱，用荞面包蒸一日，去面　天门冬四钱，酒洗，去心　砂仁二钱五分，姜汁煮炒　牛膝二钱五分，酒洗　粉草③二钱五分，去粗皮，蜜炙黄色　淫羊藿三钱五分，剪去边，人乳浸一日夜，炙　大海马一对，酥炙黄，用三钱五分　甘菊花一钱五分，童便浸，晒　破故纸三钱五分，酒浸一日夜，焙　青盐三钱，拌炒杜仲用　枸杞子五钱，酒蒸　紫稍花三钱五分，搓碎，河水漂，取浮者，烧酒浸，焙干　锁阳四钱，烧酒浸、焙七次　凤仙花子三钱五分，烧酒浸，焙

上各药，精制如法，各为极细末，以童便、蜜、酥油

---

① 衡岳：即南岳衡山。
② 赤霞子：指广嗣延龄至宝丹由《仙拈集》卷三引赤霞方而来。
③ 粉草：即粉甘草，质量最好的甘草。

拌匀，入磁①瓶，盐泥固口。重汤煮三炷香，取出，露一宿，捏作一块，入银盒内按实，外以盐泥封固，晒干。再入铁铸钟铃内，其铃口向上，将铁线从鼻内十字拴紧，用黑铅一二十斤，镕化倾铃内，以不见泥球为止。入灰缸火行三方②，每方一两六钱，先离四指，渐次挨铃，寅戌更换，上置滴水壶一把，时时滴水铃内，温养三十五日，用烙铁化去铅，开盒，其药紫色，磁罐收贮，黄占③封口，埋净水内一宿。每服一分，放手心内，以舌舐之，好酒送下，渐加至三分为止。久服浑身温暖，百窍通畅，口鼻生香，益弱为强，补虚作实，齿落重生，发白转黑，行走如飞，视暗若明。倘若种子，一度胎成。若行再度，必产双生，恐伤母体，反失人伦。其功神效，不能尽述。予照原制法刊此，但炼药之法存乎其人。

大培衍庆丸

一治微阳不振，一治振而不坚，或遗精如水，阳事中痿，精气寒冷，气弱不射，以及五淋、白浊、遗精并治。

生地黄淮庆大原枝，八两，酒洗，九蒸九晒干 山茱萸肉去核，净酒洗，蒸 山药人乳蒸 麦门冬去心 何首乌黑豆拌、蒸九次 枸杞子各四两 白茯苓人乳浸八十一次 泽泻去毛 牡丹皮 远

---

① 磁：即"瓷"。下同。
② 三方：即三个不同的方向。
③ 黄占：即蜂蜡。

志甘草汤泡，去骨　莲花蕊　杜仲盐水浸、炒，又姜汁浸、炒　川附子每个重一两三四钱者，童便浸三日，煮三炷香，切片，焙干　沙苑蒺藜　人参　肉桂去粗皮，用心　菟丝子水淘净，酒煮去丝　破故纸盐水炒　覆盆子各一两　棉花子去壳，取净仁，重四两，烧酒浸一宿，微火炒

上为细末，以后药膏和合，入石臼，杵三千下，为丸，梧桐子大。每服三钱，空心用秋石①汤或陈酒送下。

又药膏方

当归　金钗石斛各八两　黄芪　金樱子各一斤　五味子四两

上五味为粗末，用河水煮数次，去渣，将药汁熬膏，再将鹿角胶酒化和。

南岳夫人济阴丹女服

常服顺气养血，调经除带，益子宫，善胎育。

益母草净叶，酒洗蒸　香附米童便浸、炒七次，醋浸、炒三次，干，各八两　熟地黄五两　当归　白术土炒，各四两　阿胶蛤粉炒　生地黄　陈皮　白茯苓各三两　川芎　半夏姜制　白芍药酒炒　麦门冬去心　黄芩　杜仲盐酒炒断丝　牡丹皮　川续断　延胡索醋炒，各二两　没药　甘草炙，各一两　吴茱萸汤泡　小茴香各七钱

---

① 秋石：药物名称，指人中白。

上为细末，炼蜜加酒为丸，梧桐子大，每服七十丸，黄酒下。

韩飞霞女金丹女服

临经恶寒发热及两胁小腹痛，不思饮食。经来紫黑，或前或后过期者，血寒气滞也；不及者，血热也。气血寒弱，头晕眼花，四肢无力，五心烦热，经来淋沥，至十日半月不净。子宫寒冷不孕者。并皆治之。一方无桂心，有熟地黄，一方加沉香。此方又治男子手足麻痹、半身不遂。

香附米十五两，童便浸、晒七次，又用米醋①浸、晒三次，炒　当归酒洗　川芎　白芍药酒炒　人参　白术土炒　白茯苓　藁本去土　桂心　白薇　白芷　牡丹皮　赤石脂煅三次，淬三次　延胡索醋炒　甘草炙，各一两五钱

上除赤石脂另研，余药酒浸三日，焙干，为细末。炼蜜丸如弹子大，每丸重二钱，辰砂为衣。每服一丸，空心清茶漱口方嚼药，以好酒送下。百日后，尽人事，未有不孕者。

七宝丹男服

何首乌八两，赤白鲜者，用竹刀削去皮，切片，米泔水浸过，用黑豆五升浸软，一层豆，一层首乌，蜜盖炊熟，九蒸九晒　当归身二两，酒洗　人参二两，去芦　天门冬三两，酒浸，去心，晒干，捣末　麦门冬三两，酒浸一宿，去心，晒干，捣末　五味子一两　生地黄三两，酒浸一

---

① 米醋：原作"米"，据抄本改。

宿，捣膏　**熟地黄**五两，酒浸一宿，捣膏　**川牛膝**三两，酒浸，去芦，晒干，捣末　**枸杞子**三两，甘州者佳，去枝梗，晒干，为末　**黄柏**二两，去皮，盐酒浸一宿，炒过　**山萸肉**三两，去杉　**干山药**三两五钱，怀庆者佳　**菟丝子**二两，酒浸一宿，洗去沙泥，晒干，为末　**白茯苓**五两，去粗皮，切片，酒洗，晒干，为末

上十五味为末，炼蜜为丸，如梧桐子大。每服六十丸，空心淡盐汤送下。此药性极平和，不热不寒，服之固元气，生多男。即平素未生男子或屡生不育者，服此极有奇验，且子亦得全天年。余功仍耐饥劳，美容颜，黑须发，真万金不易之方。予得之郝道行，因其应如响，不敢自私，用梓广传。

西台金丹女服

熟地黄三两，酒煮，捣烂　**川芎**二两，水洗　**白芍**二两，酒拌炒黄　**条芩**二两，酒拌炒　**川藁本**二两，去土洗净　**玄胡索**二两，酒煮透，捣碎　**白茯苓**二两　**粉草**一两二钱，微炒　**赤石脂**二两，火煅红，投水，晒干　**没药**二两，透明，不见火，研细末　**桂心**一两二钱　**牡丹皮**二两，酒洗　**白薇**三两，水洗，晒干　**人参**二两，去芦　**香附**二两，用童便、酒、米泔水各浸一夜，即取起，晒干，炒黑

上十五味，共为细末，每药一斤，用益母膏四两，同炼蜜为丸如弹子大，约重二钱五六分，朱砂为衣，日色略照片时，收贮。清晨每服一丸。调经者，白水下。安胎者，砂仁汤下。产后血滞者，荆芥穗汤下。

种子之道，男子固宜补养，而妇人月后，尤当调治。此丹女子服之，专治月经不调，赤白带下，补虚多育，屡试屡验，乃知此方堪与七宝丹并美也。

煨脐种子膏

当归　川芎　白芍　川牛膝　川巴戟　杜仲　肉苁蓉　熟地　菟丝子　蛇床子　虎胫骨　细辛　破故纸各五钱　真麻油一斤四两

桑柴熬两滚，下甘草四两，再熬两滚，方下群药，文武火熬，槐枝不住手搅，药枯滤去渣，再熬，滴水不散，入倭硫三钱，离火再入乳香、没药、儿茶、血竭各末三钱，后入真麝二钱，共搅匀，磁器收，蜡封，埋地七日。每用一块，倍入麝为丸，雄黄为衣，填脐内，外用绸摊一膏药贴之。半月后行房，一交即成胎，必生男。久贴，多饮食，壮筋骨，又治漏肩风及女子赤白带下，神效。

总 书 目

本　草